Peter Houpt

Hand Injuries in the Emergency Department

手外伤急诊处理

编　著　〔荷〕皮特·豪普特

译　者　杨剑云

天津出版传媒集团

天津科技翻译出版有限公司

著作权合同登记号:图字:02-2023-241

图书在版编目(CIP)数据

手外伤急诊处理 / (荷) 皮特·豪普特
(Peter Houpt) 编著 ; 杨剑云译. -- 天津 : 天津科
技翻译出版有限公司, 2024.11. -- ISBN 978-7-5433
-4546-1

Ⅰ. R658.2

中国国家版本馆 CIP 数据核字第 2024G8Q501 号

Hand Injuries in the Emergency Department/ by Peter Houpt/ ISBN: 978-1-0323-2242-1

授权单位:CRC Press
出　　版:天津科技翻译出版有限公司
出 版 人:方　艳
地　　址:天津市南开区白堤路 244 号
邮政编码:300192
电　　话:(022)87894896
传　　真:(022)87893237
网　　址:www.tsttpc.com
印　　刷:天津海顺印业包装有限公司
发　　行:全国新华书店
版本记录:889mm×1194mm　32 开本　2.25 印张　50 千字
2024 年 11 月第 1 版　2024 年 11 月第 1 次印刷
定价:28.00 元

(如发现印装问题,可与出版社调换)

中文版前言

手外科在许多国家已经是一门独立的医学学科。在我国，由于老一辈的手外科医学专家的不懈努力，很多医院也已经设立了独立的手外科或者骨科手外科组，这对推动手外科的专科发展，提高手外科疾病治疗的疗效起到了极其重要的作用。

手外科急诊病变并不少见。本书对于急诊可能遇到的手外科疾病的诊断和治疗进行了归纳、整理。作为一本可以随身携带、易于查询的口袋书，本书为广大急诊科医生、手外科低年资医生乃至在临床实习的医学生提供了一个手外科疾病诊疗的快速查询工具。由于是一本简易的工具书，本书仅就急诊室内的手外科疾病进行了基本介绍，适合没有手外科基础或者刚刚入门的手外科医生参考阅读。

由于本书原作者所在国家和我国在急诊等各方面的医疗情况存在差异，有些诊疗方法和我国有些许不同，为了尊重原著，我们未按我国情况加以改动，望各位读者甄别。

最后，由于译者水平所限，译文难免有疏漏之处，尚祈读者不吝指正。

杨剑云

前 言

有手部创伤或者急性非创伤性手部问题的患者一般都会到急诊室接受治疗。

这类问题很少有生命危险，但创伤可导致高致病率和致残率。不恰当的诊断和治疗可导致医疗纠纷。

本手册主要供年轻医生参考，同时我也希望该书对其他处理手外伤患者的专科医生有所帮助。

感谢 Laura Janse 对本书的贡献。同时也感谢 Maartje Kunen 为本书提供的图片。

Peter Houpt

目　录

第 1 章

引言

手外科是一个专科。医生需要掌握手部复杂的静态和动态解剖学知识，并认识到自己在这个领域里的局限性。医生需要认识到，很多手外伤如果发生在自己身上，可能会导致无法继续工作。当医生进一步评估后需要转诊患者时，患者不应责备医生。在本书中会使用“手外科医生”一词。在欧洲的 7 个国家，手外科被认为是一个独立的专科。手外科医生指的是对手部手术各个方面都有经验和兴趣，并且能够为患者提供理想的康复锻炼的医生，可以通过欧洲手外科考试来明确其知识水平。通过视诊和仔细的体格检查可以明确手部受损结构。另外，如果有指征也可以做 X 线检查。对于动脉出血，可以通过弹力绷带和抬高来止血。不要用止血带和盲目地用血管钳止血。如果视诊后有需要进入手术室接受手术的指征，不要在急诊室里做进一步的麻醉和探查。但是对于严重的损伤，手术前行区域阻滞麻醉（臂丛麻醉）可能更好。记住：不要丢弃任何组织。

离断的组织有时可以作为供体。如果损伤比较局限，并且急诊室医生能够完成治疗，可以麻醉手指或手。消毒和铺巾后确保手术野足够大。麻醉后，必须先用生理盐水彻底冲洗伤口。清创必须彻底。延长切口以确保有足够的探查范围。尽量使用标准的 Bruner 切口（图 1.1）。不要在手指掌侧行纵向切口。

相比身体的其他部位，手外科手术需要使用无创技术。使用拉钩

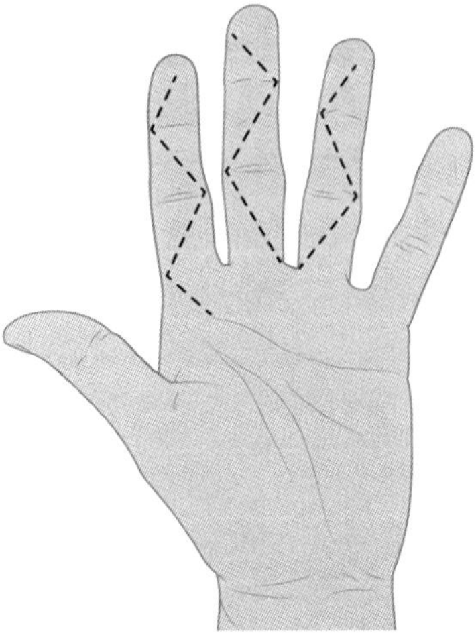

图 1.1　手指掌侧 Bruner 切口。

而不是用血管钳来提拉皮肤。对于组织缺损,特别是合并关节、肌腱、骨或神经的外露,要考虑植皮或皮瓣转移。对于较小的指尖损伤,可以考虑二期愈合;而对于其他损伤,二期愈合会导致挛缩和功能丧失。术后需抬高患肢至少 1 周。

制动是肌腱、韧带损伤或者不稳定性骨折后必要的干预措施。如果决定制动手部,则要将其固定在"手内肌阳性征"的位置(图 1.2)。掌指关节屈曲 90°,指间关节完全伸直。这个位置也被称为"保护性位置",但与功能位无关。因为指间关节屈曲可能造成侧副韧带的挛缩,所以手的功能位固定已不再使用。

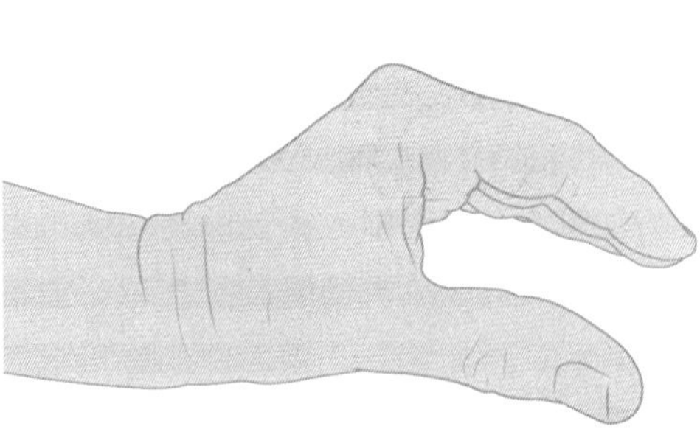

图 1.2　"手内肌阳性征"位置或者"保护性位置"。

Bunnell 的理念至今仍然准确：

由于手外科疾病比较复杂，手外科医生也必须具有广泛的知识。3 个专科医生（骨、神经、软组织）同时或者依次手术是不现实的。手外科医生必须直面这类情况并处理肢体的所有异常。

Bunnell 1944

第 2 章

解剖

概述

在腕部和手部水平，通常用掌侧和背侧来描述部位。尺侧和桡侧（拇指侧）较内侧和外侧更为明了。同样的，用拇指、示指、中指、环指、小指来指代第 1~5 指。

1.皮肤

手部掌侧的皮肤较背侧皮肤更厚且与皮下层紧密固定，而后者则更具弹性和活动性。手掌皮肤深部有一层坚韧的组织：扇形的掌腱膜。

手掌皮纹的部位往往与关节所在的位置相对应。

2.软组织

手部软组织包括皮下组织、血管和韧带。

肌肉和肌腱

手外肌

屈肌腱（图 2.1 至图 2.3）

在腕部掌侧可以清晰分辨桡侧腕屈肌腱、掌长肌腱（约 20%的人

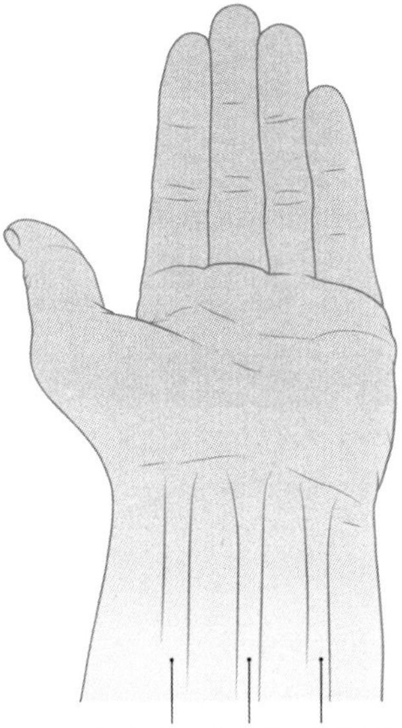

图 2.1 腕掌侧屈肌腱。

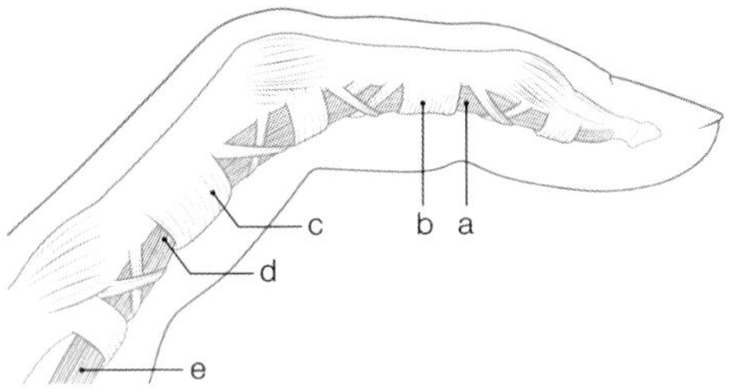

图 2.2 手指的屈肌腱。a，指深屈肌腱;b,A4 滑车;c,A2 滑车;d,指浅屈肌腱交叉部分;e,指浅屈肌腱。

缺如)和尺侧腕屈肌肌腱(图 2.1)。

除拇指外,每个手指有 2 条屈肌腱。指浅屈肌腱附着于中节指骨基底部,屈曲近指间关节;指深屈肌腱附着于远节指骨基底部,屈曲远指间关节。屈肌腱走行于腱鞘内,增厚部分称为滑车。其中 A2 和 A4 滑车对于手指的屈曲动作最为重要(图 2.2)。

拇指只有 1 条屈肌腱:拇长屈肌腱。它止于远节指骨基底部,起屈曲指间关节的作用。

手部掌侧可分为 5 个分区,是按照指深、指浅屈肌腱之间的关系,以及它们与周围组织的关系来划分的。例如,Ⅱ区是 2 个屈肌腱同时存在于手指屈肌腱鞘内的部分(图 2.3)。这些分区常被用来描述屈肌腱损伤的位置。

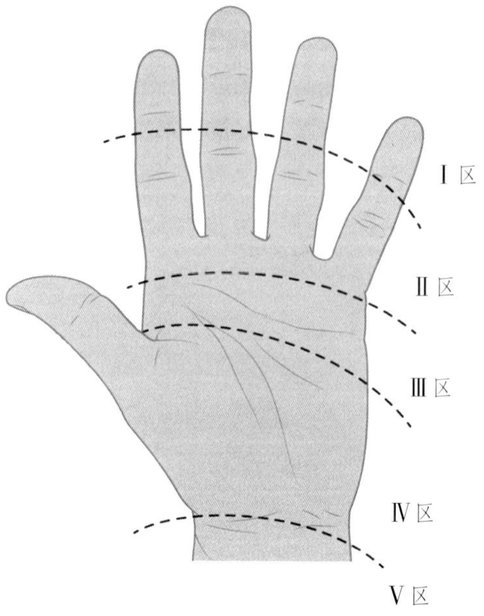

图 2.3 在手部和腕部屈肌腱的分区。

伸肌腱(图 2.4)

在腕关节水平,伸肌腱在伸肌支持带下方,并被划分为 6 个间室(表 2.1)。

拇指的伸肌腱构成了鼻烟窝的边界。拇长伸肌腱位于拇指背侧,止于远节指骨,有伸指间关节的作用。拇长展肌腱和拇短伸肌腱位于鼻烟窝的桡侧,分别起外展和背伸第 1 掌骨的作用。在鼻烟窝的尺侧是 2 条桡侧腕伸肌腱:桡侧腕长伸肌腱和桡侧腕短伸肌腱,它们分别止于第 2 和第 3 掌骨基底部。尺侧腕伸肌肌腱是腕部(尺侧起第 1 条)的肌腱。它止于第 5 掌骨基底部。指总伸肌腱的作用是伸第 2~5 指。在示指的指总伸肌腱尺侧,还有一根示指固有伸肌腱。

小指也有 2 根伸肌腱,包括指总伸肌腱和小指固有伸肌腱。在掌指关节背侧水平,伸肌腱被矢状带固定在关节正中。在这个水平更远处,伸肌腱分为 1 根中央腱和 2 根侧腱束。中央腱止于中节指骨基底

表 2.1 腕关节间室

第 1 间室	拇长展肌腱(APL)
	拇短伸肌腱(EPB)
第 2 间室	桡侧腕长伸肌腱(ECRL)
	桡侧腕短伸肌腱(ECRB)
第 3 间室	拇长伸肌腱(EPL)
第 4 间室	示指固有伸肌腱(EIP)
	指总伸肌腱(EDC)
第 5 间室	小指固有伸肌腱(EDM)
第 6 间室	尺侧腕伸肌腱(ECU)

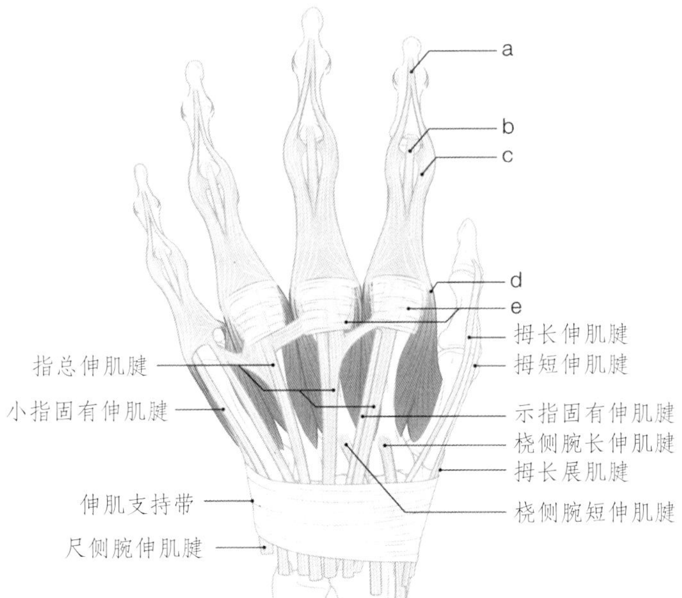

图 2.4 a,伸肌腱止点;b,中央腱;c,侧腱束;d,来源于蚓状肌和骨间肌的腱性部分;e,矢状带。

部,起伸近指间关节的作用。两根侧腱束延续到远节指骨基底部,合并形成伸肌腱止点,其作用是伸远指间关节,但在近端也协助伸近指间关节。在近节指骨水平,来自蚓状肌和骨间肌的腱性部分汇入侧腱束。

手内肌

手内肌指的是那些起点和止点都在手部的肌肉。在大鱼际部位有 3 块肌肉,分别起对掌(拇对掌肌)、外展(拇短展肌)和屈曲拇指掌指关节(拇短屈肌)的作用。小鱼际部位的肌肉有小指对掌肌、小指展肌和小指短屈肌。拇收肌使拇指向手掌内收,在手背最容易被触及。骨间肌在掌骨之间。3 块掌侧骨间肌的作用是将手指向中指方向内收,而 4 块背侧骨间肌的作用则是外展手指,使其远离中指(图 2.5)。最后,手部还有蚓状肌,它起于指深屈肌腱,在近节指骨水平汇入伸肌腱。蚓状肌收缩时,第 2~5 指的掌指关节屈曲,指间关节伸直。

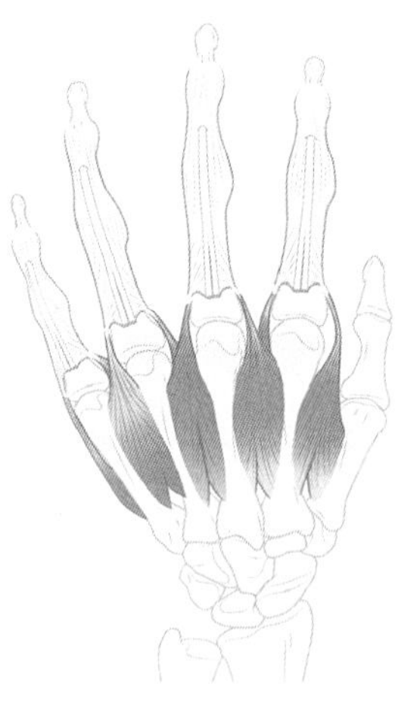

图 2.5　4 块背侧骨间肌。

血管

手部的血供是由桡动脉和尺动脉提供的，它们在掌部汇合成掌深弓和掌浅弓。在腕部，桡动脉和尺动脉分别在桡侧腕屈肌腱和尺侧腕屈肌腱的桡侧。第2~5指各有2条指动脉，它们在屈肌腱的侧方、指神经的背侧。拇指的指动脉更靠中间，背侧还有一套单独的血供系统。静脉回流主要依靠手背的静脉网，最后在前臂汇入头静脉和贵要静脉。

神经

手部神经包括正中神经、尺神经和桡神经（图2.6和图2.7）。

正中神经在前臂先走行于旋前圆肌的2块肌腹之间，然后在指深屈肌、指浅屈肌之间下行进入腕管，其间分出前骨间神经，后者支配拇长屈肌、示指指深屈肌和旋前方肌。正中神经主干支配桡侧腕屈肌、旋前圆肌、指浅屈肌、掌长肌和中指的指屈深肌。在腕部，正中神

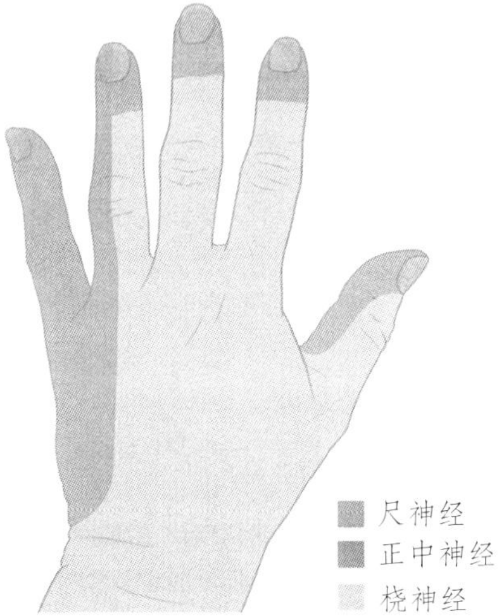

图2.6　手背的感觉神经支配。

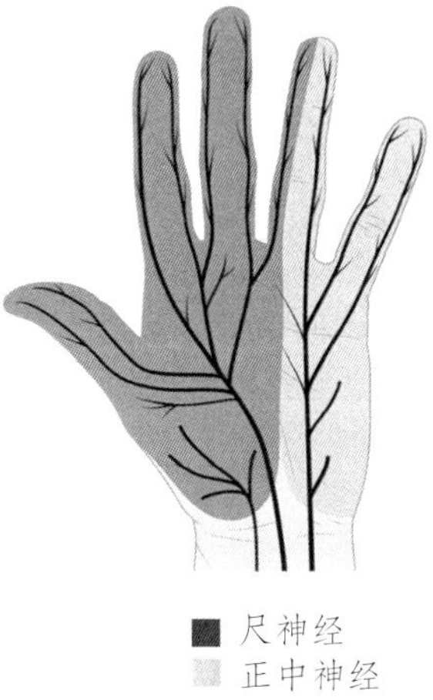

图2.7　手掌的神经支配。

经在桡侧腕屈肌的尺侧，并被掌长肌腱覆盖。在手部，正中神经穿过腕横韧带下方的腕管，发出运动支到大鱼际肌，支配拇对掌肌、拇短展肌和半块拇短屈肌。正中神经的感觉支支配拇指、示指、中指和环指尺侧的感觉。

另外，正中神经也支配第一蚓状肌，有时也支配第二蚓状肌。

桡神经从旋后肌的2块肌腹间进入前臂。在它分为后骨间神经（运动神经）和桡神经浅支（感觉神经）前，发出肌支，支配肱桡肌和桡侧腕长伸肌。后骨间神经支配伸腕、伸指的肌肉。桡神经浅支支配手背桡侧的感觉。

尺神经从尺侧腕屈肌的2块肌腹间进入前臂。它支配尺侧腕屈肌、环小指的指深屈肌。在腕部，它走行于尺侧腕屈肌的桡侧并穿过腕尺管，然后分出运动支，支配骨间肌、2~3块蚓状肌、小鱼际肌、拇收肌和半块拇短屈肌。支配小指和环指尺侧的感觉。在远端腕横纹近端3~4cm处，尺神经发出感觉支，支配手背尺侧感觉。

正如上文所述，每个手指都有2条走行于指动脉掌侧的指神经，按支配的手指不同，指神经可能来源于正中神经或尺神经。

手和腕的骨骼

在前臂远尺桡关节处，桡骨绕尺骨旋转。腕骨之间靠腕关节内源性韧带互相连接。腕关节囊在外侧包绕所有腕骨。腕关节内腕骨可分为近排腕骨和远排腕骨。豌豆骨不是腕关节的一部分，但起到了尺侧屈腕肌腱的支点作用。第2、3腕掌关节相较第4、5腕掌关节活动度更小。掌板和侧副韧带起稳定掌指关节和指间关节的作用。拇指掌指关节掌侧有籽骨存在。有时籽骨也存在于其他关节附近。除了第1掌骨，骨骺往往存在于指骨的近端和掌骨的远端（图2.8）。

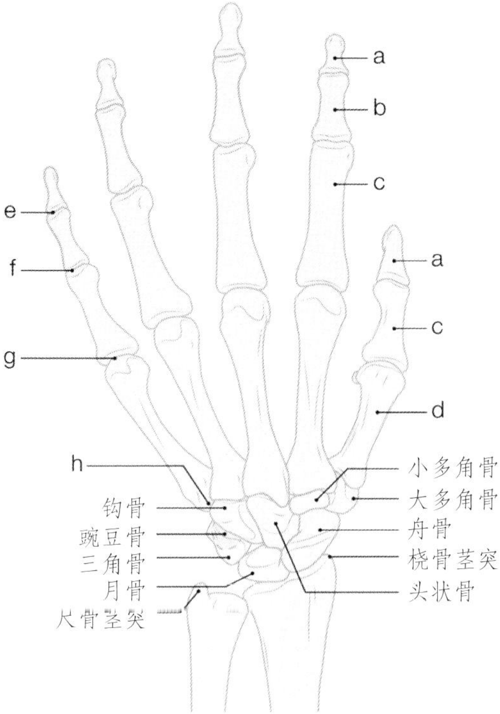

图 2.8　a,远节指骨;b,中节指骨;c,近节指骨;d,掌骨;e,远端指间关节;f,近端指间关节;g,掌指关节;h,腕掌关节。

第 3 章

病史和体格检查

病史

患者

- 年龄、性别、优势手、职业和爱好。
- 患肢既往有无疾病、外伤和手术史。
- 目前服用的药物,有无过敏史、破伤风、酗酒。

发病机制

- 受伤时间和受伤时手的位置。
- 致伤物:机器、锯片的厚度、有无污染。
- 有无残存物。
- 有无烫伤、烧伤或者化学伤。

症状

- 疼痛、麻木、无力、活动受限。

检查

在全面完善检查前进行麻醉是错误的。如果手部损伤是全身多发伤的一部分，则必须遵循高级生命支持的原则。下面各部分检查都必须完成。

视诊

损伤的部位：手部、腕部、前臂、肘部、上臂、肩部。观察手和手指的休息位（图3.1），被动屈、伸腕关节时手和手指的位置（腱固定效应）。这可以提示外在屈、伸肌腱的连续性。

颜色：灰色、发绀，供血不足或回流不畅。

软组织：是否有软组织损伤。

肿胀：水肿、血肿、皮纹消失。

异物：是否存在异物。

湿润度：出汗。

伤口：关节是否开放。

畸形：脱位、骨折。

触诊

温度、疼痛、湿润度：光滑、干燥的皮肤提示汗液分泌障碍，考虑失神经支配。

骨擦音、波动感、短缩：有骨擦音、波动感、短缩时，提示手部有病变。

关节囊和韧带的完整性：松弛。

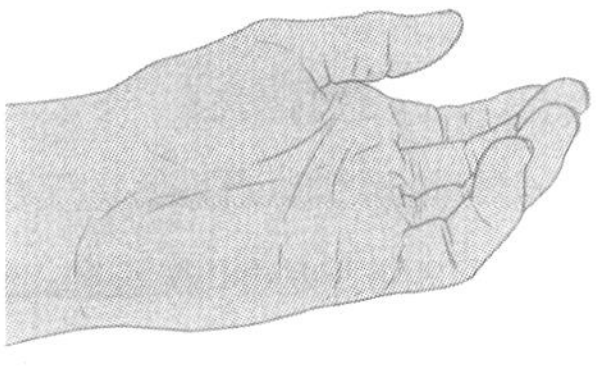

图3.1 正常的手指外形。

体格检查

患侧需要与对侧健肢进行对比。观察手指的大体活动度：嘱患者握拳，伸直手指和分并指。但要记住，即使所有的指浅屈肌腱都断裂，患者依然可以握拳。体格检查时，可以测试患者手指抗阻力的情况。当肌腱部分断裂时，功能可能不受影响，这时尽管疼痛是主观感受，但也仅提示肌腱部分断裂。

手外肌——屈肌

拇长屈肌：屈曲指间关节，“屈曲拇指远节”。

指深屈肌：屈曲远节指骨，“屈曲手指远节”。在这个检查中，检查者将患者的近指间关节固定在伸直位(图 3.2)。

指浅屈肌：屈曲近指间关节。检查者将患者的其他手指固定在伸直位以去除指深屈肌的作用。中指、环指、小指拥有同一个指深屈肌肌腹(图 3.3)。可以让患者做“OK”手势来检查示指的指浅屈肌功能。

尺侧腕屈肌和桡侧腕屈肌：屈曲腕关节，必须触摸到相应的肌腱才能明确腕屈肌是否有收缩，因为指屈肌也有屈腕的作用。

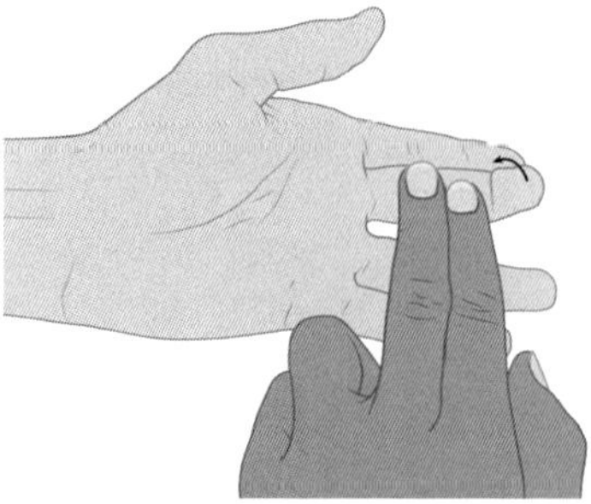

图 3.2 检查指深屈肌。

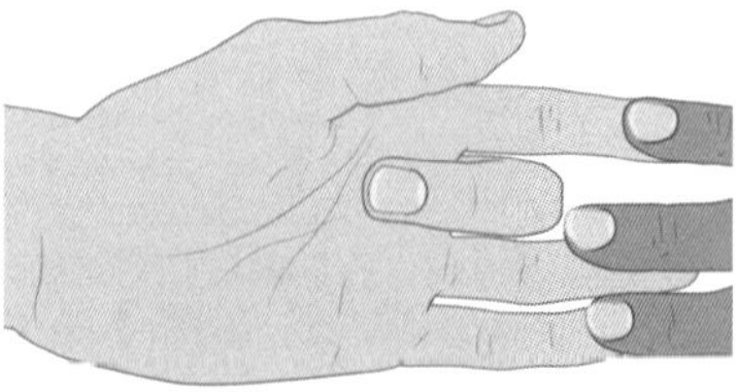

图 3.3 检查指浅屈肌。

手外肌——伸肌

拇长展肌和拇短伸肌：嘱患者掌心向下，手平放在桌上，拇指外展。在鼻烟窝区触诊肌腱。

桡侧腕长伸肌和桡侧腕短伸肌：嘱患者伸腕握拳，在腕部触诊肌腱。

拇长伸肌：嘱患者掌心向下，手平放在桌上，将拇指向上伸起。观察拇长伸肌腱走行，越过第 2 间室。

指总伸肌和示指固有伸肌：嘱患者伸直掌指关节。患者握拳并只伸直示指的掌指关节时可以单独评估示指固有伸肌。注意，手内肌即足以伸直指间关节。

小指固有伸肌：嘱患者握拳并单独伸直小指掌指关节。

尺侧腕伸肌：嘱患者伸腕并尺偏。

手内肌

大鱼际肌

拇短展肌、拇对掌肌和拇短屈肌：这些肌肉共同使拇指旋前、对掌。嘱患者将拇指指尖对小指指尖（做“O”形），使指甲在同一个平面（对指）。嘱患者掌心向上，手平放在桌上，嘱患者外展伸直的拇指（掌侧外展）（图 3.4）。

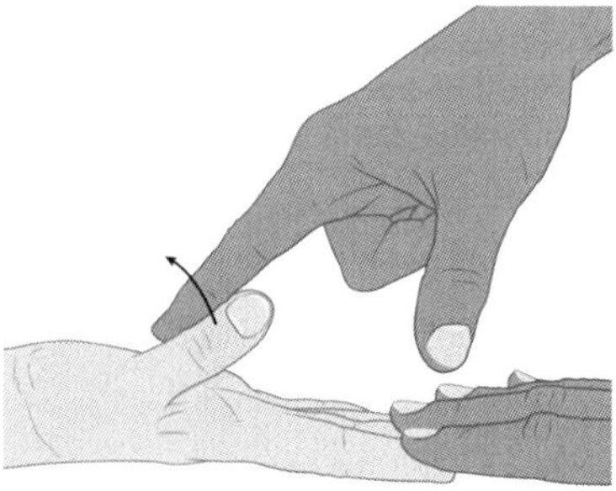

图 3.4 检查拇短展肌（由正中神经支配）。

拇收肌:嘱患者用拇指和示指桡侧缘捏一张纸。拇收肌功能障碍的患者(通常由于尺神经损伤)需要屈曲指间关节才能捏住纸。这被称为 Froment 征。

骨间肌和蚓状肌:主要功能是屈曲掌指关节和伸直指间关节。背侧骨间肌也有外展手指的功能,掌侧骨间肌有内收手指的功能。

小鱼际肌

小指展肌、小指短屈肌和小指对掌肌:可以作为一组体格检查进行测试。嘱患者掌心向下,手平放在桌上并外展小指。检查者触摸患者手掌尺侧肌肉的肌腹。

神经

如果怀疑神经有损伤,需要检查它所支配的肌肉和皮肤的功能。正中神经和尺神经在腕部是混合神经,同时支配感觉和运动的功能。感觉神经损伤时,在损伤部位的远端会出现麻木,皮肤也会变得干燥,并且由于汗液分泌减少,皮肤会变得光滑。

感觉检查可以将患指与正常手指做比较。检查者可以用自己的手指轻触患者的患区,然后让患者将这种感觉与正常区域进行比较。如果患者感觉到不同(通常用"不一样""差""麻木"表达),需要考虑神经损伤可能。不要用针戳来检查感觉功能:这可能只刺激了一个完整的轴突而错误地得出没有神经损伤的结论。更敏感的检查方法是使用弯曲的回形针检查两点辨别觉。用回形针的一端或两端按压手指的一侧直至皮肤发白。患者需要分辨出是一端还是两端在按压。

检查者逐渐加大两端的距离,直至患者能够分辨出是两端在按压。两点辨别觉正常情况下为 4~6mm。

血管

栓塞(静脉回流障碍):手部皮肤发绀、毛细血管回流加速、肿胀。

动脉血供差或无：色灰、充盈欠佳、毛细血管回流差、皮温低。

动脉供血检查（毛细血管回流试验）：按压指甲，去除按压后颜色在 2 秒内恢复红色。

脉搏：触诊桡动脉和尺动脉。由于血管弓不完整或者存在正中动脉，使 Allen 试验灵敏性稍差，但其依然可以对动脉的供血情况进行粗略的评估。检测者压迫患者尺动脉和桡动脉的同时嘱其握拳数次后伸指，此时手部色白。然后去除对其中任何一个动脉的压迫，观察手部血供情况，可以明确此条动脉的供血能力。

骨

视诊

观察是否有外观的异常和旋转等畸形。

触诊

手部的骨折（尤其髁部骨折、撕脱骨折）往往缺乏典型的骨折症状，如疼痛和轴向压痛。触诊时有疼痛存在，如果怀疑有骨折，无须主动诱发骨擦音，以免加重损伤。

体格检查

肿胀会限制关节活动度。患侧的关节活动度需要与健侧做对比。疼痛也可引起活动受限。

如果怀疑骨折或脱位，应先行 X 线检查。关节应力检查应与健侧对比，以此评估关节稳定性。第 2~5 指的指间关节和拇指的掌指关节在伸直位是稳定的。第 2~5 指的掌指关节在屈曲位是稳定的。

第 4 章

影像学检查

临床检查后如怀疑患者骨关节有异常，需要拍摄 X 线片来确诊。临床医生需要学会自己解读 X 线片。在开检查单时，应标明临床表现和疑问，要检查的部位，必要时可以要求拍摄非常规的位置。腕骨的一些骨折只有在特殊位置的 X 线片上才能被发现（如腕管位片观察钩骨钩，Bett 位片观察第 1 腕掌关节）。

有了明确的拍片要求，技术员就可以采用适合的拍片技术。对于关节内粉碎性骨折、舟骨骨折和复杂脱位的评估可以使用 CT 检查。明确有无异物可以使用超声检查。对于关节内桡骨骨折的急诊复位可以使用关节镜。掌握手部骨骼解剖及其在 X 线片上的表现至关重要（图 4.1 至图 4.5）。

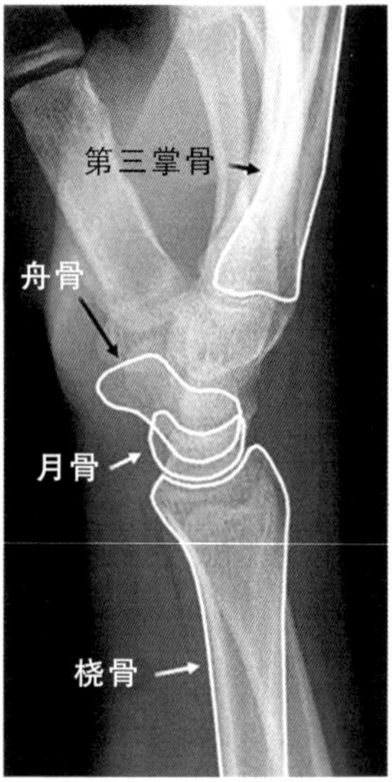

图 4.1　腕关节侧位片。

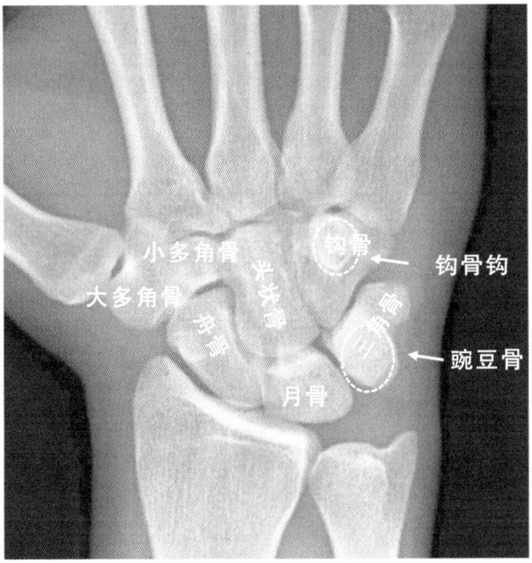

图 4.2　腕骨。

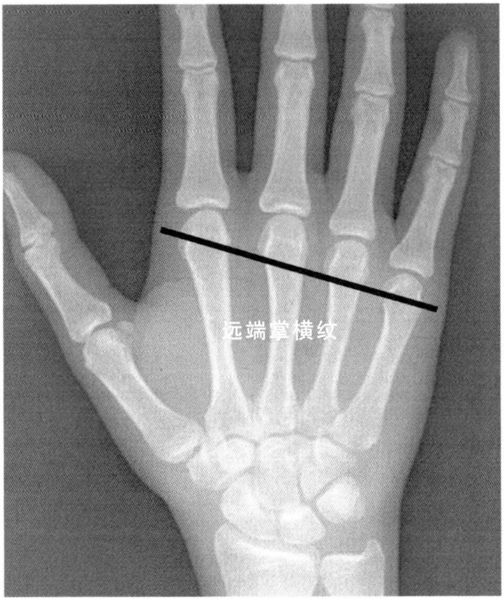

图 4.3　远端掌横纹，掌指关节的位置。

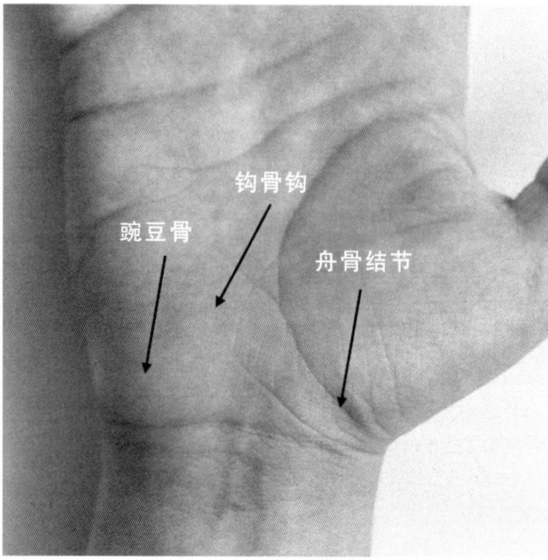

图 4.4 手掌侧的解剖标志。

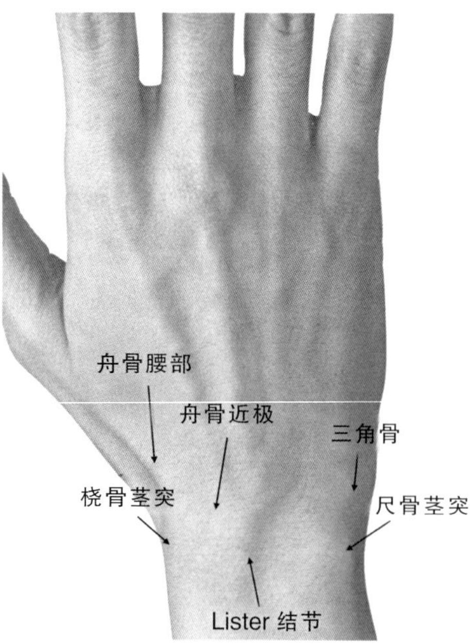

图 4.5 手背侧的解剖标志。

第 5 章

麻醉

概述

在临床诊疗中，医生需要先了解患者的病情，然后再决定麻醉方式。小手术可以采用局部麻醉(简称“局麻”)。其他手术可以采用臂丛阻滞麻醉和全身麻醉。健康的患者使用肾上腺素局麻是安全的。但过去认为，肾上腺素会造成肢体远端血管痉挛，进而导致坏死，这是错误的。Bier 阻滞并不特别适合手外科手术。手外科手术时间一般很短，少于 1 小时。另外，在松开止血带后，一般很少再进行止血。

最常用的局麻药是利多卡因。利多卡因混合肾上腺素(1:100 000)最大用量是 7mg/kg(25mL 2%溶液，或者 50mL 1%溶液)。将麻药升温至体温，并加入 8.4%碳酸氢钠(以 1%利多卡因混合 1:100 000 肾上腺素为例，以 1:10 比例配制)可以显著减轻疼痛。

局部麻醉

对于裂伤，可以在伤口边缘注射，也可以直接在伤口注射。不要直接在指腹注射麻醉药，这样会造成严重的疼痛。Oberst 麻醉可以有效麻醉一个手指(图 5.1)。在手指近节的中部近端，可以从掌侧或背

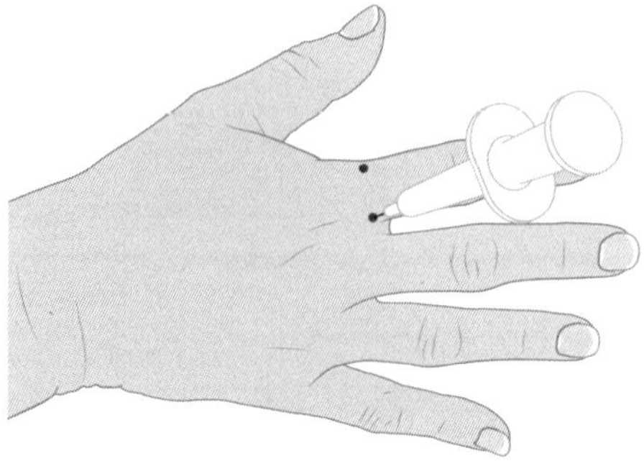

图 5.1 Oberst 麻醉。

侧注射。两侧各注射 2mL 的麻醉药。拇指也可以用 Oberst 方法麻醉，但拇指背侧因为有单独神经支配也需要进行注射。在手指近端使用硅胶止血带可以获得无血术野，可以用血管钳夹住止血带，防止止血带在敷料下松开。

区域阻滞麻醉

臂丛阻滞麻醉一般由有经验的麻醉医生或者手外科医生完成。普通的皮下注射器针头阻滞周围神经时可能引起神经损伤。

腕部正中神经阻滞

在腕横纹近端 1~2cm，从桡侧腕屈肌腱和掌长肌腱间向腕管内注射。如果 5 分钟后麻醉没有起效，重复以上操作。

腕部尺神经阻滞

在尺侧腕屈肌腱桡侧，即肌腱下方、豌豆骨近端注射。因为周围有尺动脉分布，所以每次注射前先回抽。

肘部尺神经阻滞

在鹰嘴窝近端注射。

腕部桡神经阻滞

在腕部桡侧，从掌侧到背侧，在鼻烟窝近端数厘米处注射，阻滞桡神经浅支的所有分支。

在麻醉时，麻醉剂的剂量和浓度错误，或者注射到血管内都有可能引起麻醉药中毒反应。

止血带止血

对于上肢，可以使用止血带来止血。如前所述，可以使用硅胶带进行手指止血。使用手套并且将其向手指近端滚动作为止血带是危险的，因为可能会在包扎伤口时忘记取下手套。

操作技术

先用一薄层棉布包裹上臂，止血带的松紧要适宜，太紧会造成静脉回流障碍。抬高手臂并快速充气到比患者收缩压高 70~100mmHg。每次都要记录止血带开始使用的时间，止血带使用时间不能超过 2 小时。止血带每使用 2 小时必须松开至少 15 分钟才能再次使用。在没有麻醉的情况下，患者只能忍受 10~20 分钟止血带止血。用止血带止血时，已知的并发症包括由止血带使用时间过长或者压力过大造成的神经损伤；止血带下方的消毒液可能造成化学烧伤。可以使用 Esmarch 止血带或者 Martin 止血带止血，但在感染、囊肿或者恶性肿瘤存在时不可使用。

第 6 章

软组织损伤

软组织损伤治疗的目标是:维持或重建良好的软组织覆盖以恢复最佳的感觉和运动功能。彻底清创、去除缺血坏死组织极为重要。关闭伤口时需要注意以下几点:

– 当缝合伤口没有张力时,可以直接缝合。其他情况都需要咨询有经验的手外科医生来决定是否直接缝合。

– 当皮肤缺损而创面血供丰富时,可以用全厚或者断层皮肤植皮来关闭伤口。

– 断层皮肤供区可按以下顺序考虑:小腿内侧、臀部、腹部、上臂内侧和头部。小面积的缺损可以使用小鱼际区的皮肤。全厚皮肤供区可按腹股沟部、上臂内侧、耳前后、锁骨上区和上眼皮(如果可能)的顺序考虑。

– 如果皮肤缺损合并"白色结构"(如骨、肌腱、韧带、神经)外露,不可使用植皮来关闭创面。

– 皮肤缺损可以用局部转移皮瓣或者游离皮瓣来修复。伸肌腱被腱周膜(保护肌腱滑动的组织)覆盖除外,这种情况下可以用植皮来关闭伤口。

– 对于撕脱伤,组织的血供情况常被高估。对于大多数的病例,可以从撕脱的组织取皮作为供区皮肤,植回创面。

– 当手指皮肤缺损时,指腹是否缺损、伸屈肌腱是否外露、缺损区是否是功能区的判定十分重要。如果要植皮，则必须使用全厚皮片，因其可防止挛缩的产生且相对耐用。

– 如果无法用植皮来关闭小的缺损，有许多局部转移皮瓣可以使用。对于大面积皮肤缺损，特别是手背部创伤，可以使用带蒂皮瓣或者游离皮瓣覆盖创面。

第 7 章

伸肌腱损伤

锤状指

病史

手指伸直时突然遭受使其屈曲的外力会使伸肌腱在远指间关节处发生闭合性断裂。此类情况常发生在铺床或者年轻患者打球时（“棒球指”）。后者可能还会有撕脱骨折的发生。

体格检查

患者不能主动伸远指间关节。被动伸指正常。如果损伤是由体育运动或者其他暴力造成的，需要拍摄 X 线片来明确是否有撕脱骨折。

治疗

闭合损伤不合并骨折或者骨折块很小时（累及 1/3 以下的关节面且远节指骨没有明显的掌侧脱位），可以使用 Stack 支具行保守治疗（图 7.1），对于 60%左右的患者有效。使用支具将远指间关节固定在轻度过伸位，持续 6~8 周。

支具需要一直佩戴。近指间关节不固定，允许屈伸。对于依从性

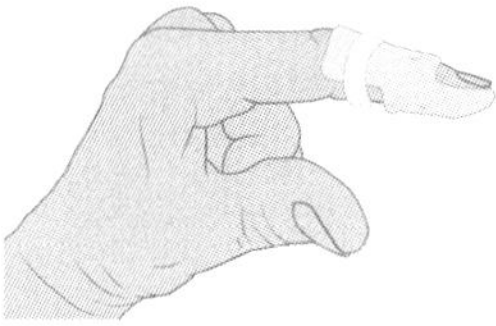

图 7.1 Stack 支具。近指间关节不固定。

差的患者可以用一根克氏针固定远指间关节。对于有开放性锤状指、骨折块累及 1/3 以上的关节面或远节指骨有掌侧脱位的患者，需要行手术治疗。

预后

有些患者需要再延长支具的佩戴时间，1 年内患者都有进一步恢复的机会。一般认为，伸指受限在 20°内对功能没有明显影响，无须进一步治疗。慢性锤状指可发生近指间关节过伸的情况，导致鹅颈畸形。

纽扣畸形

病史

该畸形是由近指间关节处伸肌腱的中央腱开放性或闭合性损伤造成的，常发生于近指间关节掌侧脱位后。此类损伤初期，部分患者仍可完全伸指到位，所以在初诊时容易漏诊。随着病情的发展，侧腱束向掌侧滑移，才出现典型的纽扣畸形(图 7.2)。

体格检查

急性期患者近指间关节附近可有疼痛。如有闭合性损伤，在近指间关节背侧可出现肿胀，有时可扪及撕脱的中央腱。仔细检查可以发现轻微的伸指受限。可行 Elson 试验：嘱患者将手指放在桌边，屈曲近指间关节 90°，抗阻力伸中节手指。中央腱损伤的患者会出现伸近

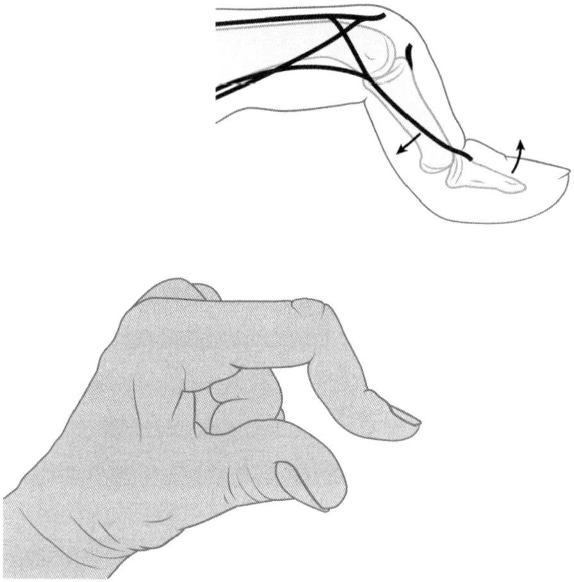

图 7.2 纽扣畸形。

指间关节力量下降和远指间关节背伸张力增高(由于侧腱束的牵拉)。对于闭合性损伤,需要拍摄手指正侧位 X 线片以排除撕脱骨折的可能。

治疗

对于闭合性损伤,可以用支具固定近指间关节于伸直位,持续 6 周。手指的其余关节无须固定。对开放性损伤则行肌腱修复或者止点重建,并用克氏针固定近指间关节于伸直位。

预后

多数病例在出现纽扣畸形后才被发现。在纽扣畸形晚期才接受治疗,效果往往不佳。

掌指关节平面和手背处的伸肌腱损伤

病史

伸肌腱在掌指关节平面的损伤多见于击打后咬伤。发生掌指关节化脓性关节炎的风险很大。自发性伸肌腱断裂可能由类风湿关节炎或骨折(如桡骨远端骨折造成的拇长伸肌腱断裂)造成。

有时骨间背神经急性压迫可能导致伸掌指关节功能障碍。

体格检查

在掌指关节水平伸肌腱撕裂的情况下,由于腱间联合的存在,伸指功能在损伤初期可能只有轻度受限。观察各手指外形关系。需要注意的是,即使伸指肌腱完全断裂,手内肌也可以完全伸直指间关节。检查示指是否能单独伸直以明确示指固有伸肌腱是否断裂。如果由于玻璃或者牙齿等异物损伤肌腱,需要拍摄 X 线片。

治疗

可以用水平褥式缝合来修复伸肌腱。如果背侧皮肤很薄,最好使用无创 4-0 可吸收缝线。可以使用 6-0 缝线加固。伸肌腱腱帽的修复应该由手外科医生来完成。

手背部伸肌腱损伤可以在局麻下修复。在第 1 掌骨水平,拇长伸肌腱断裂后,需要臂丛麻醉或者全身麻醉以方便寻找断端。术后一般以制动为主,也可以使用动态支具。

术后一般用掌侧石膏固定腕关节于伸腕 40°,掌指关节屈曲 30°,指间关节中立位(“保护性姿势”)。4 周后拆线去石膏,并开始手部康复锻炼。指总伸肌腱修复后不需要将近指间关节固定入石膏。

第 8 章

屈肌腱和神经损伤

概述

大部分屈肌腱和神经损伤是由手掌部的玻璃或者刀伤造成的。开放性屈肌腱损伤往往伴随神经损伤。

体格检查

每根屈肌腱都需要进行检查。检查神经的感觉支配区，有些支配区可能同时由不同神经支配。检查受伤手指桡侧和尺侧的感觉，并与正常手指感觉进行比较。对于儿童，可以用笔轻触手指来检查感觉。神经断裂后，支配区无汗且光滑。如果损伤在手掌或者前臂，神经支配的运动功能也要检测。功能的改变并不一定由神经断裂引起，也可能是暂时的功能丧失。不要随意在伤口内用血管钳钳夹或者缝线结扎，这会损伤血管、神经，影响预后。常被忽略的损伤是指深屈肌腱在远节指骨处的闭合性撕脱（球衣指）。X 线片不一定会显示撕脱的骨折块。

影像学检查

锐器伤一般不用再进行影像学检查。压、砸伤或者怀疑肌腱撕脱伤需要行手指的正、侧位片检查。

治疗

如果怀疑肌腱或神经可能有损伤，就必须让手外科医生来处理。在这之前不要自行探查伤口、随意钳夹或结扎伤口内组织。不要进行麻醉，否则会妨碍检查感觉功能。如果不能立即处理，可以先用大量生理盐水冲洗并开放伤口。

修复神经需要在放大镜下使用显微外科技术。手外科医生可以基于以下几点来做出神经是否需要修复的决定：损伤的神经、损伤的手指、损伤的手、患者年龄和职业。

神经修复后不一定能够恢复所有的功能，但是可能防止痛性神经瘤的发生。

此外，术后康复非常重要。

第 9 章

指端损伤

病史

损伤性质，患者的年龄、职业、爱好，受伤的手指和哪侧是优势手都是重要因素。

体格检查

如前所述，受伤部位非常重要。另外，有无骨外露也影响治疗方案的选择。清创后才能明确损伤的范围和深度。

治疗

对于指端小范围损伤，特别是儿童，可以保守治疗。很少需要缩短指骨。如果损伤面积超过 $1cm^2$ 但指腹完整，可以用植皮来关闭伤口。全厚皮片植皮可以防止挛缩。理想的供区包括离断的指体本身和小鱼际区。如果需要大面积植皮，可以按以下顺序考虑：腹股沟区、上臂内侧、肘横纹处。

如果指骨外露，则需要用局部转移皮瓣覆盖。这类重建需要由手外科医生完成。指端损伤如果合并指甲复合体损伤，会出现甲下血肿。可以在甲板上钻孔或者用烧热的曲别针刺破甲板来引流血肿。甲下血肿的面积>50%时，需要拔甲并用 6–0 可吸收缝线修复甲床。把甲板放回原位并保持甲沟引流通畅。甲床如果缺损则考虑甲床移植。这需要由手外科医生完成。

对于指端损伤合并远节指骨骨折，如果不涉及关节面，可以考虑保守治疗。

第 10 章

手指关节脱位

远指间关节

引言

远指间关节脱位很少见，通常以背侧和侧方脱位为主。一般由开放损伤引起(图 10.1)。

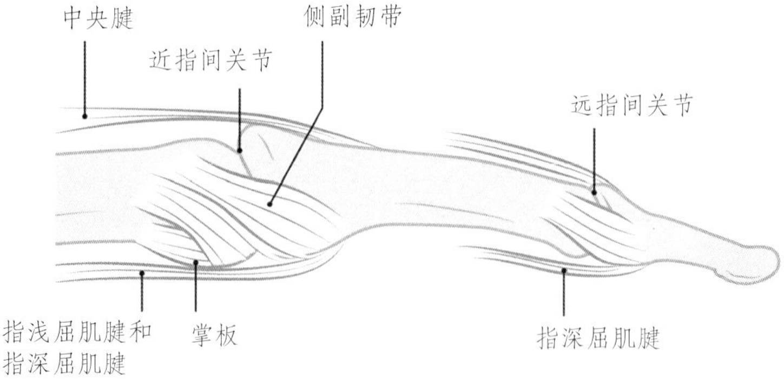

图 10.1　指间关节的韧带。

病史

此类脱位往往被患者自行复位。

体格检查

检查关节稳定性并排除软组织嵌入关节可能。检测关节的被动活动度。在儿童中，远节指骨骨骺骨折可能嵌入甲壁(Seymour 骨折)。

影像学检查

复位前后都要拍摄正、侧位 X 线片。

治疗

复位后如果关节稳定，石膏固定远指间关节 3 周即可。如有关节不稳或有大块撕脱骨折则需要手术治疗。

Seymour 骨折需要手术治疗。

近指间关节

引言

近指间关节背侧脱位可造成掌板和侧副韧带的损伤。脱位可能是开放性的。半脱位不及时处理可导致慢性关节不稳或鹅颈畸形。

病史

一般由打球或摔倒造成近指间关节被动过伸。常发生于示指和环指。

影像学检查

拍摄正、侧位 X 线片以排除撕脱骨折的可能。

治疗

如果复位后关节稳定，可以用背侧阻挡夹板固定。对于有关节不稳、软组织嵌插、关节掌侧伤口或撕脱骨折涉及30%以上关节面的损伤，行手术治疗。

掌指关节

引言

掌指关节脱位常发生于拇指。多见于尺侧副韧带损伤，有时合并掌板撕脱。“指关节脱位”常发生于拇指。“滑雪者拇指”不同于“猎人拇指”。前者是指尺侧副韧带断裂，后者是反复牵拉动作造成的韧带松弛。Stener损伤是指尺侧副韧带完全断裂，并且拇收肌腱膜嵌插于其在近节指骨的止点和尺侧副韧带之间，所以保守治疗无效。第2~5指的掌指关节可能发生背侧脱位，掌骨头嵌插于屈肌腱、掌板和手内肌之间。这需要手术切开复位。

病史

损伤机制对于确定哪条韧带损伤非常重要。

体格检查

触诊确定肿胀和疼痛最明显的点。如有可能，麻醉后在屈曲0°和30°时分别对关节施加压力，明确有无关节不稳。

影像学检查

需要拍摄正、侧位X线片明确有无撕脱骨折。有经验的B超医生可以检查出Stener损伤。

治疗

对于尺侧副韧带部分断裂，可以先行石膏固定 2 周，然后再行胶带固定 4 周。尺侧副韧带完全断裂是手术指征。对于韧带断裂合并无移位撕脱骨折，行石膏固定 4 周。

第 11 章

腕关节脱位

引言

腕关节脱位(可合并骨折)占腕骨损伤的 7%。这些损伤在初诊时常被漏诊。

月骨脱位

常发生月骨掌侧脱位(图 11.1),正位 X 线片显示月骨少量偏移,但侧位片可以清楚地显示脱位的程度。急性期治疗包括切开复位和韧带修复。

月骨周围脱位

引言

损伤机制是外伤造成腕部过伸并尺偏,导致舟月韧带(图 11.2)和月三角韧带(图 11.3)断裂。月骨周围脱位可以是单纯脱位,也可以合并骨折,以舟骨骨折常见(见图 11.3)。

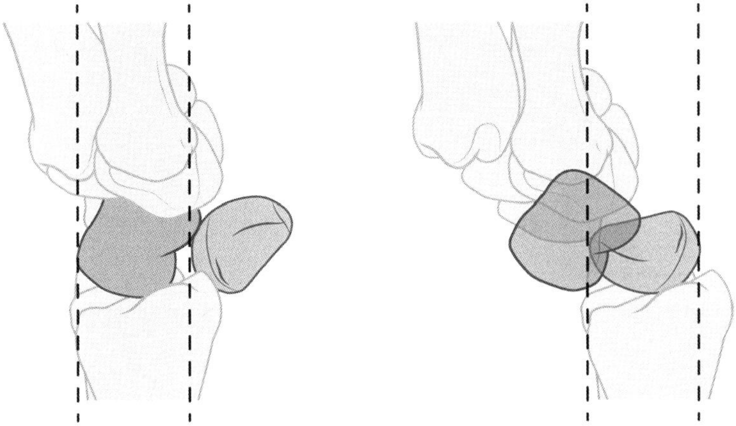

图 11.1　月骨掌侧脱位（左图）。月骨周围背侧脱位（右图）。

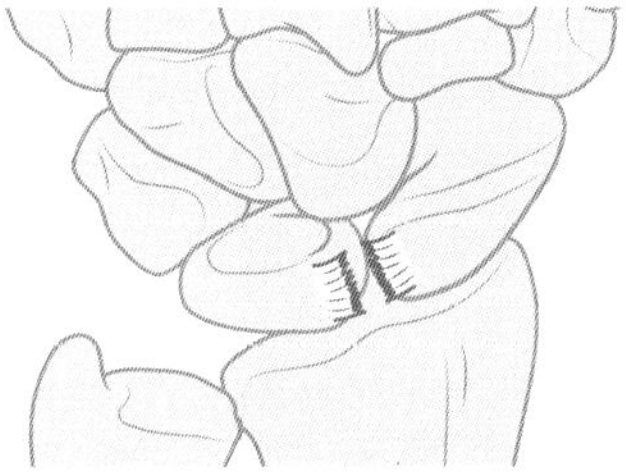

图 11.2　舟月韧带断裂。

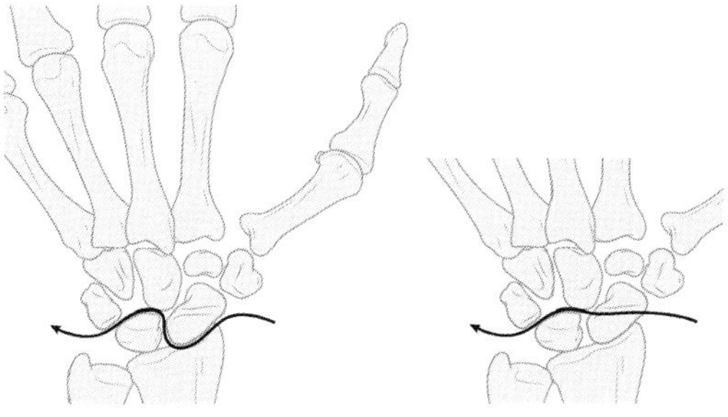

图 11.3　舟月韧带和月三角韧带断裂（左图）。舟骨骨折合并月三角韧带断裂（右图）。

体格检查

月骨周围脱位合并骨折时，其损伤程度一般和外观不相称。患者表现为广泛的腕部肿胀和疼痛，并且由于疼痛导致腕部活动受限。正中神经和尺神经支配区感觉异常。触诊可扪及头状骨背侧脱位。

影像学检查

一般情况下，腕关节正、侧位片足以诊断此病。如果怀疑舟骨骨折，需拍摄舟骨轴位片。

约 20%的月骨周围脱位在初诊时被漏诊。通过评估腕骨轮廓和位置，与健侧进行对比，进而明确诊断。观察 Gilula 线来明确腕骨间排列的轮廓（图 11.4），也可行 CT 检查。

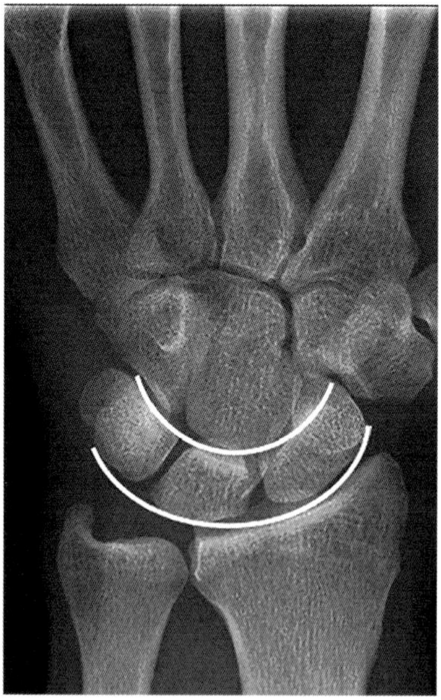

图 11.4 Gilula 线。

第 12 章

手部骨折

注意事项

不恰当地治疗可导致明显的功能丧失和活动受限。

概述

指骨和掌骨骨折是急诊常见的骨折。治疗的重点是解剖复位和在手外科康复医生的指导下进行早期功能锻炼。螺旋形骨折可能发生旋转畸形。斜形或者粉碎性骨折可能发生短缩和成角畸形。指骨基底部的撕脱骨折提示合并其他组织损伤的可能。

体格检查

手部骨折可没有骨折的典型表现。有时可有骨擦音和不稳。可让患者屈曲掌指关节 90°,伸直指间关节来检查有无旋转畸形。手部呈这个姿势时,所有手指应相互平行。当掌指关节和近指间关节屈曲(远指间关节伸直)时,指端都应该指向舟骨结节(图 12.1)。

影像学检查

拍摄正、侧位 X 线片,指间关节骨折需要加拍 3/4 位片。

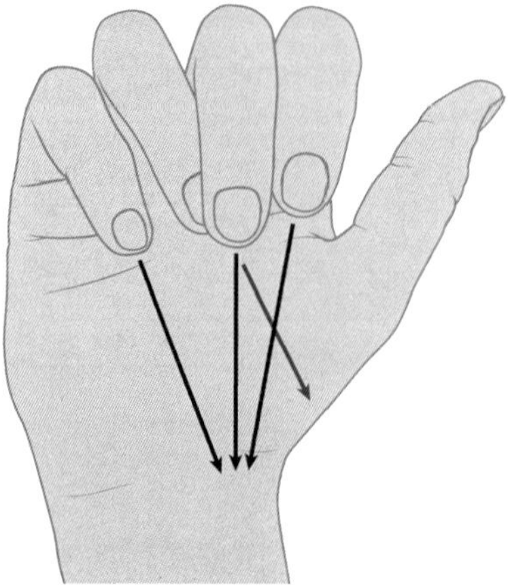

图 12.1 屈曲掌指关节和指间关节后，第 2~5 指的指甲应该指向舟骨结节。

骨折的描述

骨折类型：撕脱/横形/螺旋形/斜形/粉碎性。

部位：关节内/关节外/粗隆/基底/干部/颈部/头部。

是否移位：移位/未移位。

是否开放：开放/闭合。

保守治疗

保守治疗指征：

– 关节外骨折，不伴移位的横形或斜形骨折。

– 骨折移位复位后稳定。复位后用石膏固定在内收肌阳性征体位且在此位置保持稳定。在其他位置长期固定会导致关节挛缩。

无移位的稳定骨折有时可以和邻指一起固定 2~3 周。但手内肌肌腱和手外肌肌腱可能造成骨折后期移位。因此 1 周后必须进行 X 线检查。

手术治疗

总体来说，任何在手内肌阳性位置不稳定的骨折均需要手术治疗。其他的手术指征包括:关节内骨折、螺旋形或者粉碎性骨折、短缩的斜形骨折和合并软组织损伤的开放性骨折(特别是肌腱、神经、血管损伤)。

手术治疗包括:

– 闭合复位经皮内固定。
– 切开复位内固定。
– 动态牵拉。
– 外固定。

儿童骨折

指骨的骨骺在近端。骨骺骨折可按 Salter–Harris 分型进行分类(图 12.2)。近节指骨基底部的骨折成角 10°以内是可以接受的。中节指骨和远节指骨在发育过程中自然纠正骨折成角畸形的能力较小,所以它们出现成角畸形时需要纠正。

Salter Ⅰ型和Ⅱ型的近节指骨骨骺骨折移位可以将圆珠笔放在指蹼处作为杠杆来复位。Salter Ⅲ型、Ⅳ型和Ⅴ型骨折需由手外科医生处理。远节指骨的骨骺开放性骨折常被漏诊。这类骨折可能会有甲床的嵌入(Seymour 损伤)。

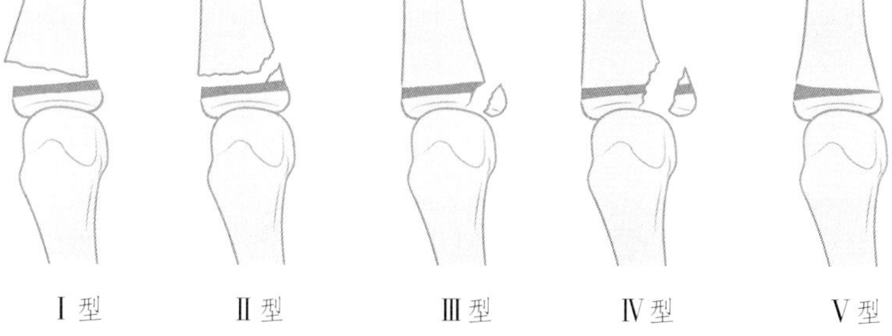

图 12.2　骨骺骨折的 Salter–Harris 分型。

指骨特殊骨折

髁部骨折

指骨髁部骨折的严重性常被低估。精确复位是指间关节运动功能恢复的前提条件。

撕脱骨折

撕脱骨折可能是伸肌腱、屈肌腱、掌板或侧副韧带撕脱的一个表现。锤状指是伸肌腱止点从远节指骨背侧基底部撕脱造成的。可以用短的伸指支具(也被称为 Stack 支具)固定 4~6 周进行治疗。近指间关节应可以自由屈伸。如果撕脱骨折涉及 1/3 以上的远节指骨基底部则需手术治疗。远节指骨掌侧半脱位也需要手术治疗。

掌骨骨折

注意事项

如果是掌骨基底部骨折,需要注意有无腕掌关节脱位。

概述

此类骨折常由直接暴力导致。第 2、3 掌骨和腕骨连接紧密,第 4、5 掌骨活动度相对较大。所以第 4、5 掌骨骨折成角畸形角度稍大也可接受,但旋转畸形必须纠正。旋转畸形主要见于第 2、5 掌骨,因其只有一侧有掌骨间韧带固定。

体格检查

典型症状包括肿胀、疼痛,有时可出现掌指关节高度丢失(掌弓变平)。触诊有骨擦音或不稳。注意手指的旋转畸形。掌骨旋转 5°会导致屈指时末节指骨水平处有1.5cm的重叠。

影像学检查

拍摄正、侧位片，如有需要拍摄斜位片。

保守治疗

简单的横形或者斜形骨折如果复位后稳定，可保守治疗。旋转畸形不考虑保守治疗。

对于第2、3掌骨，10°内的成角畸形可以接受。对于第4掌骨，20°成角畸形可以接受，对于第5掌骨，30°成角畸形可以接受。第5掌骨颈骨折（拳击手骨折），背侧成角40°以内可以接受。闭合复位后用石膏固定到近指间关节，保持掌指关节屈曲，腕关节背伸20°，持续固定4周。也有学者建议用弹力绷带固定后行功能康复锻炼。

手术治疗

手术治疗需由手外科医生决定。主要针对以下情况：导致旋转畸形的螺旋形或斜形骨折、粉碎性骨折、开放性骨折、不稳定骨折和腕掌关节的关节内骨折脱位。

手术治疗包括：

- 闭合复位经皮内固定。
- 切开复位内固定。
- 外固定。

掌骨特殊骨折

Bennett 骨折

Bennett骨折指的是第1掌骨基底部的关节内骨折。由于拇长展肌的牵拉，掌骨基底部向近端移动（图12.3）。患者必须接受手术治疗。

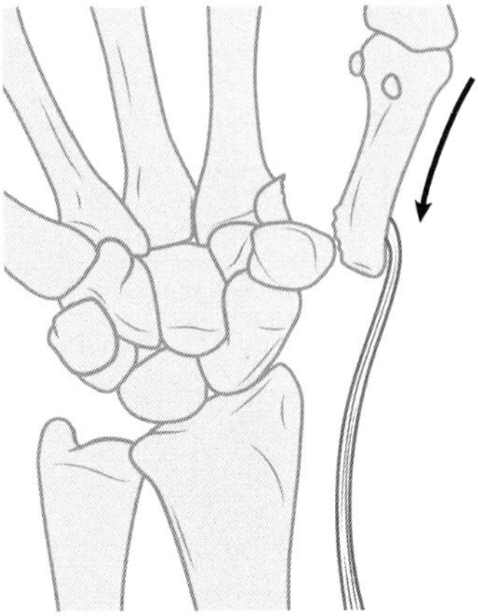

图 12.3 Bennett 骨折。

反 Bennett 骨折

这指的是第 5 掌骨基底部的关节内骨折。尺侧腕伸肌将掌骨基底部向近端牵拉。反 Bennett 骨折也需要进行手术治疗。

Rolando 骨折

这指的是第 1 掌骨基底部的关节内粉碎性骨折,其需要手术治疗。

舟骨骨折

注意事项

此类骨折常被漏诊。延误治疗会导致延迟愈合、畸形愈合或不愈合。此类骨折常与桡骨远端骨折或复杂的腕骨骨折脱位合并发生。

病史

常发生于年轻人,很少发生于儿童。一般由手掌打开时摔倒或握拳敲击造成。

体格检查

典型表现为鼻烟窝处明显肿胀和压痛。有时整个腕部肿胀，难以明确痛点。

影像学检查

拍摄正、侧位 X 线片。如果强烈怀疑舟骨骨折，可加拍腕关节尺偏和桡偏的后前位片。还可行骨扫描、CT 或者 MRI 检查。

治疗

稳定无移位的骨折可用石膏固定。稳定骨折包括不全骨折和远端结节处骨折。

远端结节处骨折需要固定 8 周。不稳定或者移位的骨折需要切开复位，使用特殊螺钉来固定。

随访

如果 X 线片上骨折不明确，但临床强烈怀疑骨折，应固定腕关节，2 周后复查 X 线片。CT 是更好的选择。

预后

正确的治疗方法可使 90%的骨折愈合。骨不连和近端骨坏死的患者需要接受手术治疗，防止退行性改变。

桡骨远端骨折

注意事项

桡骨远端骨折很常见（占总骨折的 15%）。好发于年轻人和 60~70 岁人群。

病史

大部分是手掌打开摔倒造成的。也有其他损伤机制，导致了骨折类型的多样性。

体格检查

腕部肿胀合并疼痛。有时可见畸形。注意有无合并肩、肘损伤。

影像学检查

拍摄正、侧位 X 线片。注意桡骨的长度、掌倾和尺偏角度、桡骨关节面和下尺桡关节内骨折，以及尺骨茎突骨折（合并三角纤维软骨复合体损伤）。如有异常，可加拍前臂全长 X 线片。对于复杂粉碎性骨折或者关节内骨折，可做 CT 检查。

治疗

治疗目标是重建正常的解剖关系，同时考虑患者的年龄和需求。

对于单纯尺骨茎突骨折，长臂石膏固定 3 周。如果尺骨茎突基底部骨折合并移位>5mm 且下尺桡关节增宽，需行手术固定，修复撕脱的三角纤维软骨复合体。

关节外或关节内的无移位骨折都可以用石膏固定 6 周来治疗。固定 1 周后行 X 线片检查明确骨折有无移位。

对于有移位的关节外和关节内骨折，有时在牵拉复位后可行保守治疗。

如果骨折不稳定或者骨折块有明显的短缩移位，可行经皮克氏针内固定、切开复位内固定、外固定或这些方法的组合。

后续治疗

肢体可能会出现肿胀，尤其在第 1 周，石膏固定应留出足够空间，否则会导致腕管综合征或者增加复杂性局部疼痛综合征的发生率。1周后更换石膏，并在新的石膏固定后拍摄正、侧位片。总固定时长为

5~6 周。如果复位丢失，仍可考虑手术干预。

预后

骨不连极少发生。畸形愈合(如关节面翻转、短缩)会导致继发的腕骨塌陷。患者会因桡骨严重短缩造成尺骨相对太长或者下尺桡关节不匹配，从而产生临床症状。患者常会因疼痛(尤其合并手指的肿胀)而再次就诊。必须完全去除石膏或支具，检查有无腕管综合征。拇长伸肌腱断裂有时是保守治疗的一个远期并发症。

第 13 章

离断和环形撕脱

离断

注意事项

避免处理不及时和损伤离断肢体。降低断指温度，但不要直接将断指放入冰中。可以把离断的部分用湿润的纱布包裹后放入密封的塑料袋，再将袋子放入冰中。

下列情况是再植的绝对指征：

- 儿童断指。
- 拇指离断。
- 多指离断。
- 掌部、腕部或前臂离断。

单指离断再植指征如下：

- 儿童断指。
- 锐器伤，损伤平面在指浅屈肌止点以远（Ⅰ区）。
- 患者要求。

体格检查

明确离断平面和程度，以及周围软组织损伤程度。对于部分离断，明确远端血供、感觉和功能情况。

影像学检查

对于肢体近端和离断端肢体均拍摄 X 线片。

治疗

影响预后的因素包括血管损伤的程度、患者是否吸烟和缺血时间。离断肢体再植需要由有经验的手外科医生进行。术前需要如实告知患者再植后肢体可能的功能恢复情况。

环形撕脱

注意事项

首先，要去除环状部分，其可能在皮下或软组织内。

血供的观察较困难。不仔细观察撕脱组织可能会认为其血供良好。决定预后的关键是缺血时间。

体格检查

检查撕脱的结构，血管神经束的完整性，观察组织是血供正常、动脉供血不足还是静脉瘀滞。检查感觉功能和屈伸功能。

拍摄正、侧位 X 线片，明确有无骨折。

治疗

如果没有皮肤缺损或者只是皮肤裂伤，血供、感觉和运动功能正常，不合并骨折，患者可以早期开始活动。

其他情况下，手外科医生需要在评估手指情况后决定进一步的处理方案。

随访

观察 24 小时。告知患者如有异常,应尽早回院复查。

第 14 章

手部感染

手指脓肿

概述

通常是由金黄色葡萄球菌造成的指端软组织深部感染。

感染常在轻微损伤后 2~5 天发展成脓肿伴疼痛加剧。

治疗

首先确定脓肿位置。让患者指出最痛的位置。麻醉后用指根止血带，在最痛处行椭圆形切口。打开脓腔、冲洗、去除坏死组织。不关闭伤口，每天检查。此阶段不用抗生素。

注意："鱼口"状切口、"曲棍球杆"状切口、贯通切口已过时。

甲沟炎

概述

甲周皮肤的感染。

注意事项

急性期，治疗不及时和不充分会导致脓性指头炎或者化脓性腱鞘炎。

金黄色葡萄球菌是常见的致病菌。

治疗

在红肿刚出现时，口服抗生素有效。

脓肿形成后，指根麻醉后去除部分纵向指甲，进行引流。

需要考虑真菌感染、疱疹病毒感染和恶性肿瘤的可能。

丹毒

概述

通常是由链球菌引起的皮肤和皮下组织感染。

病史

常由戳伤或者皮肤小的破损等损伤引起，6~36 小时症状逐渐加重。手部出现红肿，有时合并淋巴管炎和淋巴结炎。

治疗

治疗应包括大剂量静脉注射青霉素。为方便随访感染发展情况，强烈建议在治疗前标记红肿部位。手术探查没有意义。延误治疗可导致坏死性筋膜炎。

咬伤感染

概述

猫咬伤会导致严重的坏死性感染。尤其在咬伤到达关节深度时

（Ⅲ～Ⅴ区），不要遗漏小的伤口。人咬伤常引起溶血性链球菌、金黄色葡萄球菌和侵袭艾肯菌感染。拍摄 X 线片以明确有无骨折和异物残留。

治疗

清创、生理盐水冲洗伤口、开放伤口。治疗包括静脉注射抗生素，抬高制动患肢。应用抗生素时咨询微生物专家。

屈肌腱鞘化脓性腱鞘炎

概述

早期诊断化脓性腱鞘炎可避免肌腱坏死和感染向近端播散的发生。

症状

检查 Kanavel 征的 4 个症状：感染手指呈屈曲位、梭形肿胀、主动和被动伸直受限、按压腱鞘部位疼痛（疼痛可蔓延至手掌）。

手外科医师专科治疗

立即探查腱鞘。A1～A5 滑车逐个进行探查。通过一根导管用生理盐水冲洗腱鞘。不关闭伤口，不用持续性冲洗。患者应入院并接受静脉注射抗生素，治疗金黄色葡萄球菌感染。同时开展手部康复治疗。对于发生肌腱和腱鞘坏死的重度感染，使用 Bruner 切口。在去除坏死组织和彻底冲洗伤口后，用尽可能少的缝线关闭伤口。

感染性关节炎

概述

感染的关节通常会变得僵硬，活动时也会感到疼痛。关节周围软组织红肿。关节间隙变窄、软骨侵袭、骨质破坏可在发病几星期后的X线片上出现。其病因可能是通过一个小伤口或者刺伤引起的细菌感染或身体其他部位感染引起的菌血症。非细菌性关节炎也有可能,以痛风、假性痛风和类风湿常见。

手外科医生专科治疗

打开关节,彻底冲洗,然后制动关节并用静脉抗生素治疗。

手掌感染、蜂窝织炎

概述

常由贯通伤或者局部注射伤造成,糖尿病患者有时也可仅由小的伤口造成。腱鞘的感染可以扩散到手掌(图 14.1)。

治疗

必须尽早探查、冲洗并静滴抗生素。脓肿一般发生在以下 4 个潜

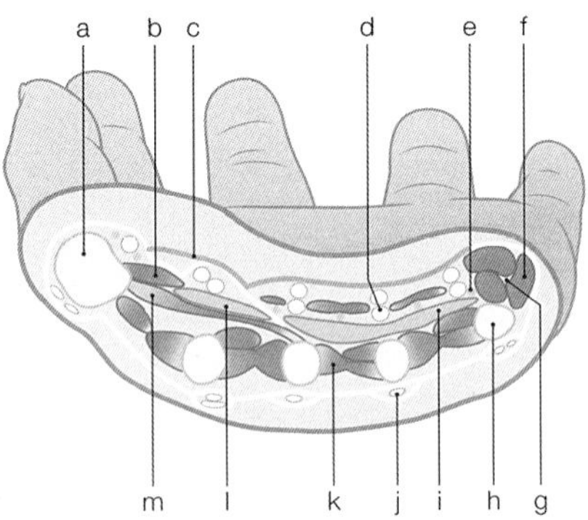

图 14.1 手掌横截面:a,第一掌骨;b,大鱼际肌;c,掌腱膜;d,屈肌腱;e,血管神经束;f,小鱼际肌;g,小鱼际间隙;h,第五掌骨;i,掌中间隙;j,伸肌腱;k,骨间肌;l,鱼际间隙;m,拇收肌。

在区域。

1.指间间隙：肿胀会使手指外展。

2.掌中间隙：手掌正常的凹陷会消失，活动中指和环指时产生疼痛且活动受限。感染很快会扩散到前臂 Parona 间隙（位于指深屈肌和旋前方肌之间）。

3.鱼际间隙：导致鱼际区和虎口区肿胀。

4.小鱼际间隙：少见。导致小鱼际区肿胀。

病毒感染：疱疹、口疮

– 疱疹由单纯疱疹病毒感染引起。感染后 2~14 天产生疱疹。此病是自限性的，不需外科手术干预。阿昔洛韦可以加速恢复并防止复发。

– 口疮由与已经感染病毒的绵羊或山羊近距离接触引起。感染后 3~7 天，产生硬的、无痛肿块。此病是自限性的，无须外科手术干预。

对于这两类疾病，短期内制动和抬高患肢是有帮助的。

第 15 章

烧伤和高压注射伤

烧伤和冻伤

注意事项

此类疾病发生在儿童时要考虑被虐待的可能。可请儿科医生会诊。在没有明确烧伤深度时最好不要先使用磺胺嘧啶等软膏，而是用石蜡纱布覆盖伤口。

病史

烧伤是由热、电、化学反应等造成的皮肤全层或者断层损伤。注意吸入性损伤，如果有指征可行支气管镜检查。烧伤程度由面积、深度和部位决定。烧伤面积用全身体表面积（TBSA）百分比来表示。手掌面积占体表面积的 1%。烧伤深度由致伤物温度、致伤物特性和烧伤时间长短决定。皮肤厚度对烧伤也有影响：手背烧伤往往比掌侧深。注意询问患者降温的时间。

体格检查

估算烧伤的深度和面积。如果是断层烧伤，浅层和深层真皮烧伤的表现是完全不同的。浅层烧伤时，皮肤呈红色，有时产生水疱，毛细血管充盈变快，患者感觉十分疼痛。此类烧伤 2 周内自愈。深层真皮烧伤边界不清，有时产生水疱。疼痛和毛细血管充盈速度一般。2 周内不会自愈，会导致严重瘢痕和挛缩。全厚皮肤烧伤可表现为白黄色、红棕色，甚至黑色。皮肤可像“羊皮纸”样。无感觉且无毛细血管充盈。可能自愈，但可能需要数月，而且会产生影响手部功能的挛缩。

治疗

面积较小的烧伤可以用石蜡纱布保守治疗。大面积的烧伤需要用磺胺嘧啶软膏覆盖伤口。严重的手部烧伤需要手外科专科医生的诊治。环形烧伤需要考虑焦痂切削术。如果手部烧伤只是全身大面积烧伤的一部分，建议将患者转诊至烧伤中心进一步诊治。

化学伤

注意事项

化学伤可以由固体、液体或气体造成。其严重程度取决于浓度、酸碱度、穿透能力和接触时间。碱性物质造成的损伤起初表现不严重，但可以造成皮肤全层烧伤（如水泥）。有些物质可引起湿疹样反应，使其很难和烧伤鉴别。

病史

以下几点很重要：

– 准确了解化学物质的特性。

– 接触时间。

– 有无冲洗和冲洗的时间。

– 使用对应的解毒剂。

除氟化氢（用于蚀刻玻璃和高压清洁墙壁）外，碱性物质引起的损伤常较酸性物质更严重。碱性物质引起的损伤会导致严重的疼痛、深层坏死,直到被葡萄糖酸钙中和,组织浓度很高时会危及生命。

体格检查

常规评估烧伤的面积和深度。氟化氢能损伤甲床。

其他检查

对于严重的氟化氢烧伤,需要检查血清钙水平。

治疗

立即用大量清水冲洗(10 分钟内)。对于碱性物质,需要长时间冲洗(至少 1 小时)。咨询手外科专科医生。对于氟化氢注射伤,用葡萄糖酸钙烧伤膏和皮下注射 10%葡萄糖酸钙(0.1~0.2mL 多次注射进伤口)进行治疗。用葡萄糖酸钙溶液行 Bier 阻滞。对于磷烧伤,用 1%硫化铜溶液冲洗。对于沥青烧伤,可以用甲苯去除或者将其留在原处。化学物质可能损伤内脏系统(肝、肾、心脏)。对于严重的烧伤患者,应将其转诊至烧伤中心。

电击伤

注意事项

电击伤的损伤平面一般较深。燃烧衣物的热量还会造成额外的烫伤。如果对损害的肌肉间室行筋膜切开术,损伤的肌肉释放肌球蛋白可能会造成肾功能不全。高压电击伤或者闪电击伤可能造成心脏损伤。

病史

包括电击时的电压(高压还是低压)、频率和电击时长(市电为

220V、50Hz，工业用电大于 1000V）。

体格检查

检查电击入口和出口（有时一只手入，另一只手出）。高压电击伤（大于 1000V）可造成高凝状态，引起肢体循环障碍并导致坏死（筋膜室综合征）。检查肢体远端血供。

其他检查

给予高压电击伤患者 24 小时心电监护。另外需要检查血液生化和凝血功能，包括肌酸磷酸激酶和乳酸脱氢酶。

治疗

小面积损伤可以用磺胺嘧啶软膏纱布保守治疗。手部大面积损伤应咨询手外科医生是否行焦痂切削术、筋膜切开术和二期关闭伤口。

高压灌注伤

注意事项

伤口可能很小或者看不到。不要使用 Oberst 麻醉或者压力绷带。

病史

此类损伤少见但十分严重。常见于用非优势手的示指去清洗喷嘴头或者盖住水管漏洞时。高压下，异物（油、脂、油漆、溶剂）被注射入手指。

异物会进入手指深层（屈肌腱鞘），由于局部压力，异物会向近端流动（进入手掌和手腕）。化学反应和继发感染可导致整个手指或手坏死。

体格检查

指腹常有小伤口。起初患者症状不重，后期出现明显肿胀、疼痛和僵硬。

影像学检查

如果注射进手指的材料对 X 线不透光，可行注射处的 X 线片检查。

治疗

立即将患者转诊至手外科医生行减压术并清除异物。抬高患肢。

第 16 章

复杂性局部疼痛综合征Ⅰ型

概述

根据最新分类，复杂性局部疼痛综合征（CRPS）Ⅰ型是一类起因不明、可急性发作的疾病。其并非特指一种疾病，而是一群常以相同组合出现的症状。即使是不同类型，其症状也可能混淆。

注意事项

CRPS Ⅰ型的诊断只有在其他自主功能障碍的原因被排除后才考虑。检查神经功能有无异常。简单的腕管综合征可导致自主神经功能紊乱（CRPS Ⅱ型，神经损伤基础上的功能失调）。

病史

询问患者有无轻微的损伤，不能耐受寒冷是敏感性症状。CRPS的疼痛常被描述为烧灼感。虽然只有50%的CRPS患者表现为出汗增多，但是此症状提示CRPS的可能。

另外，患者会有触觉刺激诱发痛：通常不会引起疼痛的感觉刺激可诱发疼痛并且产生强烈的反应。

体格检查

诊断主要基于临床表现。急性 CRPS 的主要表现：肿胀、僵硬、疼痛、功能丧失和皮肤颜色发红。自主神经功能失调的表现为出汗增加、皮肤颜色改变、温度异常，以及毛发和指甲的异常生长等营养性问题。

鉴别诊断

急性“热 CRPS”需要与以下疾病鉴别：

- 急性炎症反应。
- （多发）神经病（如糖尿病和腕管综合征）。
- 静脉栓塞、血栓性静脉炎。
- 合并血肿的局部挫伤。
- 骨筋膜室综合征。
- 动脉内注射硬化剂。

“冷 CRPS”需要与其自主神经功能失调鉴别：

- 动脉供血不足、栓塞、雷诺综合征。
- 创伤后血管痉挛。
- 血管球瘤。
- 骨样骨瘤。

其他检查

CRPS 的诊断一般不需要其他检查。诊断基于临床表现，并排除其他明确的、有治疗方法的疾病。以下检查常用来排除其他疾病：

X 线片：骨折、异物、骨肿瘤（如骨样骨瘤）。

实验室检查：鉴别诊断脓肿、坏疽、蜂窝织炎、丹毒，诊断关节炎所需的炎症指标。

超声：检查有无积液（滑囊炎、滑膜炎、深静脉血栓等）。

神经生理学检查：排除神经疾病或神经压迫。

索 引